Parag Ghodake
Amrita Puri
Anshul Singla

Precisão Dos Alinhadores Transparentes Para O Torque Dos Incisivos No Tratamento Ortodôntico

Parag Ghodake
Amrita Puri
Anshul Singla

Precisão Dos Alinhadores Transparentes Para O Torque Dos Incisivos No Tratamento Ortodôntico

Uma Revisão Sistemática

ScienciaScripts

Imprint

Any brand names and product names mentioned in this book are subject to trademark, brand or patent protection and are trademarks or registered trademarks of their respective holders. The use of brand names, product names, common names, trade names, product descriptions etc. even without a particular marking in this work is in no way to be construed to mean that such names may be regarded as unrestricted in respect of trademark and brand protection legislation and could thus be used by anyone.

Cover image: www.ingimage.com

This book is a translation from the original published under ISBN 978-620-8-11650-7.

Publisher:
Sciencia Scripts
is a trademark of
Dodo Books Indian Ocean Ltd. and OmniScriptum S.R.L publishing group

120 High Road, East Finchley, London, N2 9ED, United Kingdom
Str. Armeneasca 28/1, office 1, Chisinau MD-2012, Republic of Moldova, Europe
Printed at: see last page
ISBN: 978-620-8-19227-3

"PRECISÃO DOS ALINHADORES TRANSPARENTES PARA O TORQUE DOS INCISIVOS NO TRATAMENTO ORTODÔNTICO - UMA REVISÃO SISTEMÁTICA"

RESUMO

Esta revisão sistemática teve como objetivo avaliar a precisão dos alinhadores transparentes na obtenção do torque dos incisivos durante o tratamento ortodôntico. Uma pesquisa de dados de 10 anos foi realizada com base em critérios de inclusão específicos, tais como ensaios clínicos randomizados, estudos transversais e estudos FEM envolvendo pacientes submetidos a tratamento com alinhadores. Dos 291 estudos, 8 preencheram os critérios de inclusão e foram incluídos na revisão. A revisão concluiu que a precisão dos alinhadores transparentes na obtenção do torque programado dos incisivos variava, com taxas médias de sucesso tão baixas como 41%. Os Power ridges e os attachments surgiram como ferramentas essenciais, melhorando o controlo do torque, mas exigindo uma sobre-correção para contrariar a perda de torque. Os resultados destacam a necessidade de mais investigação e otimização para melhorar o desempenho dos alinhadores transparentes nos tratamentos ortodônticos.

Palavras-chave: Alinhadores transparentes, Torque do incisivo, Cristas motoras, Anexos, Controlo de torque

INTRODUÇÃO

O torque dos incisivos em ortodontia refere-se à força de rotação aplicada aos incisivos superiores ou inferiores para corrigir a sua inclinação ou posição, que é um fator crítico para alcançar uma estética óptima e uma oclusão funcional. A capacidade de controlar a inclinação dos incisivos é fundamental para criar um sorriso harmonioso, uma mordida correta e resultados ortodônticos estáveis. A correção do torque assegura que os bordos incisais dos dentes são posicionados corretamente em relação à raiz, optimizando tanto o perfil facial como a função dentária. Um controlo inadequado do torque pode levar a problemas como sobremordida, submordida ou maus contactos oclusais, que podem afetar tanto a aparência como a estabilidade do tratamento a longo prazo. Tradicionalmente, o controlo do torque em ortodontia é conseguido através de aparelhos fixos, particularmente brackets e fios ortodônticos. Estes dispositivos são concebidos para aplicar forças precisas aos dentes, de modo a obter o movimento desejado. Os brackets são colados aos dentes, e o fio, que é enfiado através dos brackets, exerce as forças de torque necessárias. O fio é muitas vezes concebido com dobras ou torções específicas para fornecer o binário aos incisivos. A interação mecânica entre o fio e as ranhuras do bracket desempenha um papel fundamental na transmissão de força que roda as raízes dos dentes para o ângulo desejado 【1】 Nos últimos anos, o tratamento com alinhadores transparentes ganhou grande popularidade devido ao seu apelo estético e conforto do paciente. Ao contrário dos aparelhos tradicionais, os alinhadores transparentes são quase invisíveis, amovíveis e permitem uma manutenção mais fácil da higiene oral. O mecanismo de ação dos alinhadores transparentes é diferente do dos aparelhos fixos. Os alinhadores são concebidos para se ajustarem confortavelmente aos dentes e o movimento do dente é guiado por um "desajuste" predefinido entre a forma do alinhador e o dente. Este desajuste cria forças no dente e nos tecidos periodontais circundantes, facilitando o movimento controlado do dente 【2】 .

Para conseguir o torque dos incisivos, os alinhadores transparentes incorporam várias caraterísticas, tais como mecanismos de torque incorporados ou attachments. Os attachments são pequenas saliências ou sulcos da cor do dente colados aos dentes, concebidos para fornecer força adicional para melhorar a capacidade do alinhador para rodar e torcer os dentes. Estes acessórios ajudam a garantir que o alinhador exerce forças em direcções específicas, melhorando o controlo sobre o torque dos incisivos [1].

Um dos desafios com os alinhadores transparentes, particularmente na obtenção do torque do incisivo, reside nas suas propriedades materiais. O material termoplástico utilizado nos alinhadores exerce um par de forças quando se tenta torcer um incisivo. Este par de forças consiste numa força de inclinação perto da margem gengival e uma força contrária no bordo incisal. No entanto, devido à flexibilidade do material do alinhador, particularmente à volta da margem gengival, os alinhadores transparentes podem ter dificuldade em exercer as forças precisas necessárias para controlar eficazmente o movimento da raiz. Estudos indicaram que os alinhadores podem ter dificuldade em atingir o mesmo nível de controlo sobre o torque que os aparelhos fixos tradicionais [2].

Apesar dessas limitações, os alinhadores transparentes revolucionaram a ortodontia e estão se tornando uma opção de tratamento preferida para muitos pacientes. À medida que os avanços tecnológicos continuam, com melhorias no design dos alinhadores, nos materiais e no planeamento digital do tratamento, é essencial avaliar a eficácia e a precisão dos alinhadores transparentes para a correção do torque dos incisivos. Compreender as suas limitações e potencial de melhoria irá garantir que eles permaneçam uma alternativa viável e eficaz aos aparelhos tradicionais. Esta revisão sistemática tem como objetivo avaliar criticamente as evidências existentes sobre a precisão e eficácia dos alinhadores transparentes na obtenção do torque incisivo. Através da análise de estudos clínicos e análises biomecânicas, pretendemos determinar a fiabilidade dos alinhadores para este aspeto específico do tratamento ortodôntico e explorar áreas onde futuras inovações poderão melhorar ainda mais as suas capacidades 2 [].

REVISÃO DA LITERATURA

1. Castroflorio T, Garino FR, Lazzaro A, Debernardi C.(2013) [3]:

Um estudo sobre o "Controlo da raiz do incisivo superior com aparelhos Invisalign" foi realizado pelos autores para avaliar a eficácia do Invisalign na gestão do torque da raiz lingual dos incisivos superiores. O estudo envolveu uma avaliação detalhada dos 12 incisivos superiores em pacientes submetidos a tratamento com Invisalign, focando especificamente aqueles que necessitavam de torque radicular lingual como parte do seu tratamento ortodôntico. Os autores concluíram que o Invisalign é uma opção viável para minimizar a perda de torque nas raízes dos incisivos superiores. A sua investigação preliminar sobre a aplicação dos Power Ridges - uma caraterística concebida para melhorar o controlo do torque - demonstrou que a perda de torque é mínima quando é necessária uma correção de aproximadamente 10°. Isto sugere que os alinhadores equipados com Power Ridges podem oferecer um melhor controlo sobre o posicionamento dos incisivos superiores em comparação com os sistemas tradicionais que dependem de ajustes manuais. As descobertas indicam que os Power Ridges podem potencialmente otimizar a gestão dos incisivos superiores, fornecendo uma solução eficaz para alcançar os ajustes de torque desejados, mantendo a eficiência global do tratamento.

2. **Simon M, Keilig L, Schwarze J, Jung BA, Bourauel C.(2014)** [4]: O estudo intitulado "Treatment outcome and efficacy of an aligner technique regarding incisor torque, premolar derotation, and molar distalization" investigou a eficácia dos alinhadores Invisalign na obtenção de movimentos dentários específicos. Os autores avaliaram os resultados do tratamento de 30 pacientes consecutivos que necessitaram de aparelhos Invisalign, com foco em três tipos principais de movimentos dentários: (1) torção de incisivos maior que 10°, (2) desarranjo de pré-molares maior que 10°, e (3) distalização de molares maior que 1,5 mm. Cada paciente foi tratado de acordo com uma dessas categorias de movimentos e, dentro de cada categoria, os pacientes foram divididos em dois subgrupos: (a) aqueles que possuíam attachments para auxiliar nos movimentos e (b) aqueles que não possuíam, com exceção do subgrupo de torque dos incisivos, que utilizou Power Ridges. O estudo utilizou um desenho de boca dividida para todos os movimentos para comparar a eficácia dos alinhadores com e sem attachments. Os modelos de gesso pré-tratamento e pós-tratamento foram digitalizados a laser para quantificar os movimentos

dentários reais utilizando um método de correspondência de superfície a superfície, que foi depois comparado com as previsões feitas pelo ClinCheck. O estudo concluiu que os alinhadores Invisalign® são eficazes na realização do torque dos incisivos, da desarticulação dos pré-molares e da distalização dos molares, demonstrando a sua eficácia clínica na gestão destas correcções ortodônticas específicas.

3. Tepedino M, Paoloni V, Cozza P, Chimenti C.(2018) [5]:

O estudo intitulado "Movement of anterior teeth using clear aligners" é uma avaliação retrospetiva e tridimensional concebida para avaliar a precisão do sistema de alinhadores Nuvola na obtenção dos movimentos de torque planeados para os dentes anteriores. Os autores incluíram 39 pacientes adultos que foram submetidos a tratamento com alinhadores transparentes, com o objetivo de analisar a eficácia do sistema de alinhadores na obtenção dos movimentos dentários desejados. Os modelos digitais da dentição dos pacientes foram capturados antes do tratamento, durante a fase de configuração digital e após a conclusão do tratamento.

Utilizando o software VAM, os investigadores quantificaram a inclinação labio-lingual dos dentes anteriores, que foi utilizada como medida de binário. O objetivo do estudo era comparar os movimentos efetivamente realizados com os resultados previstos pela configuração digital. Foram efectuadas análises estatísticas, incluindo o teste de Wilcoxon e o teste t de amostras emparelhadas, para avaliar as discrepâncias entre os movimentos de binário previstos e os realizados.

O estudo concluiu que o sistema Nuvola clear aligner foi bem sucedido na produção de resultados clínicos que correspondiam de perto ao planeamento fornecido pela configuração digital. Isto sugere que o sistema é capaz de traduzir com precisão os ajustes de torque planeados em resultados clínicos do mundo real. Os resultados apoiam a fiabilidade dos alinhadores transparentes na obtenção de movimentos dentários anteriores precisos, fornecendo informações valiosas sobre a sua eficácia e potenciais benefícios no planeamento e execução do tratamento ortodôntico.

4. Gaddam, Raj, Freer, Elissa, Kerr, Brett e Weir, Tony.(2021)[6]: O estudo intitulado "Confiabilidade da expressão de torque pelo aparelho Invisalign®" envolveu uma análise retrospetiva com foco na eficácia do Invisalign em conseguir ajustes de torque para incisivos. A pesquisa incluiu 40 pacientes adultos que foram submetidos ao tratamento Invisalign consecutivamente. O estudo utilizou um software de metrologia (Geomagic Control X) para medir o torque e o ângulo interincisal (IIA) utilizando ficheiros STL obtidos em três fases: T0 (pré-tratamento), T1 (pós-tratamento previsto) e R (final da sequência inicial de alinhadores).

O objetivo principal era avaliar a precisão da expressão do torque pelo sistema Invisalign durante o tratamento. Os resultados revelaram que o Invisalign foi ineficaz na expressão do torque na direção labial. Especificamente, o estudo descobriu que o torque era subexpresso quando os incisivos se moviam para a vestibular e totalmente ou superexpresso quando os incisivos se moviam para a lingual. Estes resultados indicam uma discrepância entre os movimentos de binário previstos e os reais, realçando as limitações na capacidade do sistema para controlar os movimentos labiais e linguais dos incisivos. As conclusões sugerem que, embora o Invisalign possa ser eficaz para certos movimentos dentários, ele pode não atingir consistentemente os ajustes de torque desejados, particularmente na direção vestibular.

5. Liu L et al. (2022) [7]:

O estudo intitulado "The effects of aligner overtreatment on torque control and intrusion of incisors for anterior retraction with clear aligners" utilizou a análise de elementos finitos para investigar o impacto do sobretratamento no controlo do torque e na intrusão dos incisivos durante a retração anterior com alinhadores transparentes. O estudo tinha como objetivo compreender como diferentes graus de sobretratamento afectavam estes resultados e como a presença de anexos de caninos influenciava os resultados. Para realizar o estudo, os investigadores criaram dois conjuntos de modelos: um sem caninos e outro com caninos. Para cada conjunto, foram testados vários graus de sobretratamento, especificamente 0°, 1°, 2°, 3°, 4° e 5°. Os resultados indicaram que a terapia com alinhadores transparentes levou à inclinação lingual e à extrusão dos incisivos durante a retração anterior. Além disso, o tratamento excessivo foi associado à intrusão do incisivo e à torção da raiz palatina. O estudo também constatou que a presença de acessórios caninos, que fornecem ancoragem adicional, aumentou estes efeitos. Os resultados sugerem que, apesar de os alinhadores transparentes poderem alcançar eficazmente a retração anterior, o tratamento excessivo pode levar a movimentos indesejáveis, como a inclinação lingual e a extrusão dos incisivos. A utilização de acessórios caninos pode melhorar o controlo do torque e evitar a intrusão excessiva, destacando a necessidade de uma consideração cuidadosa do tratamento excessivo e das estratégias de ancoragem na terapia com alinhadores transparentes.

6. Cheng Y et al (2022) [8] :

O autor deste estudo utilizou um alinhador transparente para analisar o movimento de torque dos dentes anteriores superiores em caso de extração. Utilizando um alinhador transparente, o autor deste estudo de elementos finitos determina a melhor forma de desenhar o movimento de torque que envolve os dentes anteriores superiores em casos de extração, de modo a manter ou melhorar o eixo e o torque dos dentes anteriores superiores durante o movimento e o fecho do espaço de extração.

Chegaram à conclusão de que o efeito de curvatura é causado pelo movimento de inclinação palatina pura dos dentes anteriores superiores, que é gerado sem controlo de torque.

Uma vez que apenas uma pequena quantidade de perda de torque é antecipada para dentes com uma inclinação axial excessiva, os dentes anteriores superiores com esta condição requerem um controlo de torque mais fraco do que aqueles com uma inclinação axial normal.

7. **Hong YY et al (2023)** [9]: O autor realizou uma investigação retrospetiva sobre a "eficácia do controlo do torque do incisivo superior com alinhadores transparentes". Para isso, 47 pacientes que receberam terapia sem extração usando alinhadores transparentes tiveram suas tomografias computadorizadas de feixe cônico tiradas antes e depois do tratamento, e 120 incisivos superiores com torque

menor que 5° foram escolhidos. Utilizando o programa de imagem Dolphin, foram realizadas sobreposições baseadas em voxel, e os resultados dos movimentos foram medidos. A eficiência do torque do incisivo superior e a diferença entre o movimento alcançado e o previsto (DAPM) foram utilizadas para avaliar a eficácia do controlo do torque. Os autores concluíram que o movimento radicular é difícil de controlar com alinhadores transparentes. Assim, a sobrecorrecção é necessária para evitar a perda de torque.

METODOLOGIA

A investigação será efectuada através da pesquisa manual de dados de 10 anos com base nos seguintes critérios de inclusão e exclusão:

↓ Critérios de inclusão:

1. Pacientes submetidos a tratamento com alinhadores

2. Ambos os sexos

3. Ensaio de controlo aleatório

4. Estudos transversais

5. Estudos FEM

↓ Critérios de exclusão:

1. Estudos em animais

2. Revisão sistemática

3. Meta-análise

4. Outros estudos para além da língua inglesa

QUESTÃO ESPECÍFICA:

Qual é a precisão geral dos alinhadores transparentes na obtenção do incisortorque durante o tratamento ortodôntico?

OBJECTIVO e finalidade:

O objetivo deste estudo é avaliar a precisão dos alinhadores transparentes na obtenção do torque dos incisivos durante o tratamento ortodôntico.

ESTRATÉGIA DE PESQUISA:

A literatura foi pesquisada de forma sistemática e os estudos foram identificados com base no PICO (Glossário de Termos Baseados em Evidências 2007)

Tabela 1. A estratégia PICO foi aplicada à presente revisão	
Categorias	Critérios aplicados
População	Pacientes com dentes permanentes submetidos a tratamento ortodôntico com alinhador transparente.
Intervenção	Tratamento ortodôntico com alinhador transparente.
Comparação	Posição dentária prevista versus posição dentária obtida.
Resultados	Métricas de precisão clínica dos movimentos dentários produzidos com o alinhador claro nos incisivos superiores.
PICO, População, Intervenção, Comparação e Resultados.	

Questão de pesquisa: Qual é a precisão da correção do torque dos

incisivos em pacientes ortodônticos que utilizam alinhadores

transparentes?

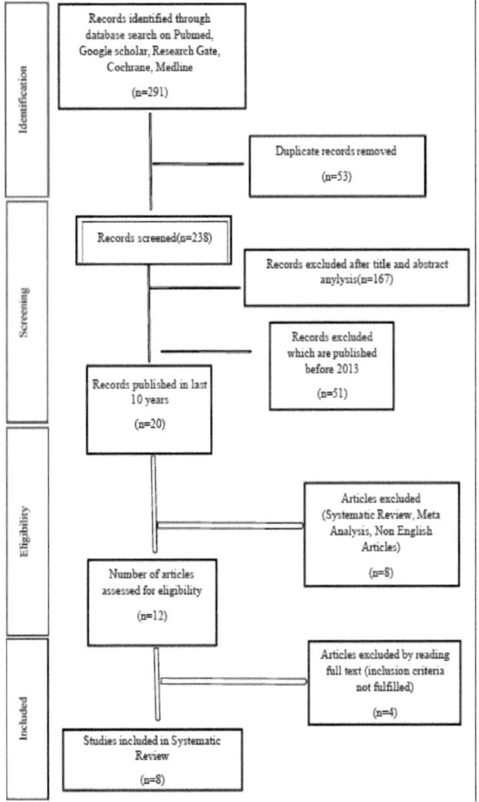

Tabela no.2: Fluxograma do método PRISMA - processo de seleção
de artigos.

PRISMA, Preferred Reporting Items for Systematic reviews and
Meta-Analyses (Itens preferidos para relatórios de revisões
sistemáticas e meta-análises).

RESULTADOS

S.NO	PRIMEIRO AUTOR	CONCEPÇÃO DO ESTUDO	TIPO	TAMANHO DA AMOSTRA	CONCLUSÃO
1.	Castroflori o T (2013)	Estudo prospetivo	consecutivo	-Seis pacientes consecutivos (quatro mulheres, dois homens, idade 26.3 ± 10,2 anos) que necessitaram de torque radicular lingual como parte do seu tratamento. -Cada doente foi aconselhado a submeter-se a um tratamento Invisalign utilizando o Função Power Ridge, Sem auxiliares, para raiz lingual torção do incisivos centrais superiores.	-Um estudo preliminar de pontes de energia Demonstra que, quando é necessária uma correção de binário de cerca de 10°, a perda de binário é insignificante. -Por conseguinte, é possível que os alinhadores com Power Ridges proporcionem um melhor controlo dos incisivos superiores. -Invisalign representa um boa alternativa para controlo do incisor superior binário de raiz.
2.	Simão M(2 014)	Estudo Retrospetivo	consecutivo	30 consecutivo ve pacientes (11 homens, 19 mulheres; idades, 13-72 anos; idade média, 32,9 anos) que se submeteram a tratamento ortodôntico em 2011 e 2012.	-Os resultados mostram que o torque lingual (com fixação): 49,1% e Lingualt orque (com Power Ridge): 51.5% -Média geral precisão do dente

				movimento para o torque do incisivo superior 59,3%. -Concluíram que os alinhadores Invisalign pode efetuar a correção do incisortorque.
3.	Grunheid et	Retrospetiva	consecutivo	-30 doentes,	-Isto
	al.(2017)	ve Estudo		22hadclasseI	resultados do estudo
				molar	espetáculo,
				oclusões,7	Lingual
				tinha classeII	binário de
				molar	1.75° ±
				oclusões,	2,86° para
				e1hada	Superior
				molar de classe III	central
				oclusão.	incisivos
					era
					expresso,
					mostrando
					estatisticamente
					significativo
					diferenças
					entre
					previsto
					e
					Realizado
					dente

				Cargos.
				Os presentes resultados sugerem que a posição dentária intra-arco prevista pelo plano de tratamento virtual não é consistentemente alcançada pelos alinhadores Invisalign e que algumas limitações no sistema de aparelhos permanecem.
4.	Tepedino M (2018)	Estudo Retrospetivo	consecutivo	-39 doentes (14 homens e 25 mulheres) com uma idade média de 30,7 anos anos	-O movimento médio de binário previsto ascendeu a 2,3° ± 2,5 para O incisivo central esquerdo e
				retrospetivamente inscritos no grupo de estudo. -Até 6 mm de apinhamento no segmento anterior. -Tratamento ortodôntico não extrativo com Nuvola® Alinhadores.	2,4° ± 2,4para o incisivo central direito. -Nos casos de apinhamento moderado até 6 mm, o sistema de alinhadores transparentes Nuvola® demonstrou a capacidade de alcançar resultados consistentes com os movimentos de torque planeados pela configuração digital para os dentes anteriores superiores.
5	Raj Gaddam (2021)	Estudo prospetivo	consecutivo	-Uma amostra composta por 40 sujeitos (29 mulheres, 11 homens; idade média 25,5 anos) tratados com a	-O estudo concluiu que Invisalign foi ineficaz no torque dos incisivos na direção labial, resultando num torque subexpresso quando os dentes estavam a mover-se

			Invisalign	labialmente e sobre-
			aparelho	binário expresso
			(SmartTr	Quando os dentes
			ack) foi selecionado.	estavam a mover-se lingualmente.
				-No entanto, o estudo mostrou uma
				Média melhorada
				Exatidão de
				61,4% (variação:
				15.5-
				116,3) em binário
				Expressão para
				Incisivos superiores
				em geral.
Liu L et al. (2022)	Estudo de elementos finitos	Modelo de anexo	-Modelos que incluem uma dentição maxilar sem primeiros pré-molares, ligamentos periodontais, attachments e alinhadores foram construídos e importados para o software de elementos finitos.	-O sobretratamento do alinhador levou à torção da raiz palatina e à intrusão do incisivo, especialmente pronunciada quando se utilizaram os acessórios caninos. -A 1.2° sobrecorrecção com
				Os attachments fizeram com que os incisivos centrais se retraíssem corporalmente. Sem a sobrecorrecção, o stress concentrou-se em

					as zonas apical e cervical do periodonto ligamentos labial e lingual superfícies.
					Caninos anexos aumentados mas a sobrecorrecção levou a uma distribuição mais uniforme da tensão. Por conseguinte, o tratamento excessivo, especialmente com acessórios, movimentos controlados induzidos como palatal torção de raiz e intrusão de incisivos.
7.	Cheng Y etal (2022)	Estudo de element os finitos	Completo Ar chModel	Modelos de base tridimensionais de O maxilar	-Presença de uma crista de força no colo do dente causa maior
				dentição com extraído	alinhador distorção,
				primeiro	criar um
				O pré-molar foi	ângulo
				estabelecido	entre os
				utilizando MIMICS	do alinhador
				20.0.	face interna
				GEOMAGIC Studio 2014 foi utilizado para otimizar o modelo básico e criar um modelo de superfície	e a superfície do dente, resultando num contra-momento.

				estrutura.	-A tradução precisa de um
					5.84°
					distorção
					ângulo (0,7
					potência mm
					cumeeira), enquanto
					binário
					requer um
					3.42°
					ângulo de distorção (crista de potência de 0,4 mm). -Assim, o controlo do binário para uma inclinação axial excessiva nos dentes anteriores superiores é menos exigente do que para os dentes com inclinação normal.
8.	Hong YY e outros	Retrospetiva Estudo	Comparativo estudo	Pré-tratamento e pós-tratamento de CBCTs de 47 pacientes com um tratamento sem extração	-O alcançado
	(2023)				binário
					movimento
					Com uma clara
					alinhadores foi
					inferior a
					previsto
				utilizando o clear	significativamente,

				alinhadores foram	como a média
				obtidos e	eficiência
				120 superior-	era
				incisivos com	46.81±33.95
				binário ≥5°	%.
				foram selecionados.	-Limpo
					alinhadores
					lutar para
					controlo
					incisivo superior
					binário, partic
					especialmente de raiz
					movimento.

DISCUSSÃO

Os alinhadores transparentes ganharam grande popularidade como uma alternativa esteticamente apelativa aos aparelhos tradicionais no tratamento ortodôntico. No entanto, questões relacionadas com o movimento dos incisivos superiores têm sido consistentemente relatadas[11,12] , com falhas para alcançar o posicionamento programado pretendido. Esta revisão sistemática analisa criticamente as principais limitações presentes nos estudos revistos que constituem a literatura atual sobre o tratamento ortodôntico que envolve o controlo de torque nos incisivos superiores com a utilização de alinhadores transparentes. A análise tem como objetivo identificar os principais fatores que influenciam a eficácia dos movimentos dos incisivos superiores e destacar as áreas que necessitam de mais investigação e melhorias. Na presente revisão sistemática, o nosso principal objetivo é avaliar o nível de precisão exibido pelos alinhadores transparentes na realização de ajustes de torque dos incisivos no contexto do tratamento ortodôntico. Através de uma análise abrangente da literatura existente, procuramos oferecer aos clínicos uma compreensão completa da eficácia dos alinhadores transparentes, enriquecendo, consequentemente, a sua compreensão do desempenho global do tratamento. Este esforço visa fornecer informações valiosas que podem ajudar os profissionais de ortodontia a tomar decisões clínicas informadas e a otimizar os resultados do tratamento. A precisão média, ou a sobreposição entre os movimentos esperados e reais, foi de 41% no estudo sobre a eficácia dos alinhadores transparentes Invisalign[14], enquanto estudos subsequentes relataram resultados mais promissores[15]. Relativamente aos movimentos dentários complicados, como a expressão de torque, ainda há discordância sobre o quão redizível é a terapia com alinhadores transparentes. No entanto, as variações no material e na espessura do alinhador, o processo de fabrico, a precisão do modelo e a localização da margem do alinhador afectam o desempenho final do aparelho. Adicionalmente, a maioria da investigação que está atualmente acessível está relacionada com o sistema Invisalign[15-17]; consequentemente, vários sistemas de alinhadores transparentes devem ter resultados variáveis[18].

As Power ridges, que são pequenas cristas elevadas incorporadas no ligner para movimentos dentários específicos, surgiram como ferramentas valiosas no armamentário do ortodontista, oferecendo um melhor controlo dos incisivos durante o tratamento ortodôntico. Ao fornecer forças direcionadas e eficientes sobre os dentes, os power ridges contribuem para a obtenção de movimentos dentários redizíveis e precisos, particularmente em casos que requerem correções substanciais do torque dos incisivos. Por outro lado, os attachments são botões da cor do dente ou elementos de fixação colocados nos dentes para aumentar a eficácia dos ligners transparentes na aplicação de forças específicas e na obtenção dos ajustes de torque dos incisivos desejados[7]. Podem ser colocados nas superfícies faciais ou linguais dos incisivos, e a sua colocação exacta e número variam dependendo dos movimentos dentários específicos necessários. Estes acessórios desempenham um papel fundamental na melhoria da precisão do sistema de alinhadores, permitindo uma aplicação de força mais eficaz e um melhor controlo sobre os movimentos dentários.

Como observado por Castroflorio T[3], as cristas motorizadas mostraram uma perda mínima de torque nos casos em que é necessário um ajuste de torque de aproximadamente 10°. Consequentemente, os alinhadores equipados com power ridges podem potencialmente oferecer um controlo superior sobre os incisivos superiores em comparação com os sistemas pré-ajustados, particularmente dentro de certos parâmetros de prescrição. O autor também enfatizou a necessidade de pesquisas adicionais envolvendo amostras maiores para validar esses achados e para entender melhor as condições ideais para seu uso. Simon M[4] realizou um estudo retrospetivo no qual descobriu que os momentos iniciais médios para o torque dos incisivos superiores variavam entre 6,7 e 7,9 N.mm. Esta descoberta valida ainda mais a eficácia das cristas motoras no controlo do torque dos dentes anteriores. Sugere que a transferência de carga de um alinhador para um dente sem um acessório é viável, mas apenas num grau restrito. No entanto, o autor também salientou que o impacto exato da posição e do desenho do acessório na transferência de carga e no controlo radicular necessita de uma análise mais aprofundada. Num estudo realizado por Cheng Y et al[6], utilizaram o Método dos Elementos Finitos (MEF) para investigar os efeitos de uma crista de força nos alinhadores transparentes. Quando uma crista de força estava presente no colo do dente, fazia com que o alinhador se dobrasse mais, criando um ângulo entre o lado interior do alinhador e a superfície do dente. Este ângulo contribuiu para a geração de uma força contrária, ou torque (Fig.2). O grau de controlo do torque foi demonstrado pela extensão deste ângulo, que foi correlacionado com a altura da crista de potência.

Em termos mais simples, se o power ridge for mais alto (cerca de 0,7 mm), o alinhador dobra-se mais (com um ângulo de 5,84°), permitindo o movimento do dente em linha reta. Por outro lado, se a crista de potência fosse um pouco mais curta (cerca de 0,4 mm), o alinhador dobrar-se-ia menos (com um ângulo de 3,42°), permitindo um movimento rotacional controlado do dente. Isto significa que o ajuste do torque dos dentes anteriores superiores com um ângulo mais acentuado exigia menos força em comparação com os dentes anteriores superiores com um ângulo normal. Os resultados da simulação do estudo realçam o potencial das power ridges na afinação do alinhamento e no controlo do torque, proporcionando uma compreensão mais matizada do seu papel no tratamento ortodôntico.

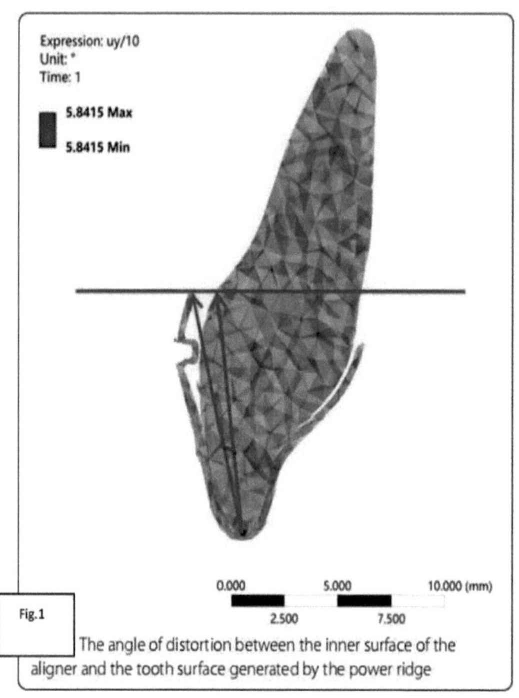

Num estudo retrospetivo conduzido por Grunheid et al[10], eles avaliaram a precisão da tecnologia Invisalign na obtenção das posições dentárias desejadas e relataram um torque lingual de 1,75° ± 2,86° para incisivos centrais superiores. Eles concluíram que, em casos sem extração, o Invisalign pode tipicamente atingir posicionamentos dentários projetados com excelente precisão, ressaltando seu potencial para alcançar resultados precisos. Tepedino M et al[5] também relataram torques de incisivos de 2,3° ± 2,5° para o incisivo central esquerdo e 2,4° ± 2,4° para o incisivo central direito com o Invisalign, concluindo que o sistema de alinhadores transparentes foi capaz de produzir resultados clínicos comparáveis ao planejamento do setup digital em relação aos movimentos de torque dos dentes anteriores. Isto sugere que, apesar das limitações inerentes, os alinhadores transparentes podem produzir resultados que se alinham de perto com os objectivos iniciais do tratamento, quando geridos adequadamente. Noutro estudo retrospetivo realizado por Raj Gaddam et al[6], avaliaram a precisão da expressão do torque em 40 pacientes adultos com o sistema Invisalign, utilizando o software ClinCheck. Os valores de torque foram medidos antes do tratamento, previstos após o tratamento e no final da sequência inicial de alinhadores. Obtiveram um torque da coroa vestibular de 1,73 ± 5,22° e um torque da coroa lingual/palatina de 5,22 ± 4,01° nos incisivos centrais superiores. Eles concluíram que o Invisalign foi ineficaz no torque dos incisivos na direção vestibular porque o torque foi subexpresso quando os dentes se moveram para vestibular e totalmente ou superexpresso quando se moveram para lingual.

Como relatado por Hong YY e colegas[7], a rotação real dos dentes alcançada usando alinhadores transparentes foi notavelmente menor do que o previsto. Em média, a taxa de sucesso dessa rotação foi de cerca de 46,81% ± 33,95%. Além disso, o movimento da coroa e da raiz diferiu significativamente do que era esperado. O movimento da raiz, especialmente, não correspondeu às previsões. Com base nestes resultados, os investigadores concluíram que os alinhadores transparentes enfrentam desafios quando se trata de controlar eficazmente a torção dos dentes frontais superiores. Para contrariar esta situação, sugeriram que deveria ser planeada e aplicada uma sobre-correção mais significativa para evitar a perda do efeito de torção desejado. Simon M[4] et al. relataram ainda que os momentos médios iniciais para o grupo de torque dos incisivos superiores foram de 7,9 N.mm ao usar cristas motoras e 6,7 N.mm com um acessório. A comparação de todas as forças e momentos medidos com as cristas motorizadas e os attachments é apresentada na Figura 3 do estudo. Com base nos dados do ClinCheck, os movimentos planeados dentro do intervalo de 12 a 30 graus envolveram alterações médias de faseamento de 1,1 graus por alinhador para casos suportados por cristas motorizadas e 1,2 graus por alinhador para casos suportados por attachments. Esta informação sublinha a importância tanto das cristas motoras como dos attachments na orientação dos movimentos ortodônticos. Os profissionais de ortodontia podem considerar estas descobertas para otimizar o planeamento do tratamento e alcançar os resultados desejados com maior precisão e eficiência. Ao integrar estas ferramentas de forma eficaz, os clínicos podem abordar algumas das limitações associadas aos sistemas de alinhadores transparentes e melhorar a precisão geral dos ajustes de torque no tratamento ortodôntico. Esta revisão está a lançar luz sobre o papel fundamental desempenhado pelas caraterísticas auxiliares, especificamente as cristas de potência e os acessórios no torque dos incisivos. Os estudos incluídos na revisão sistemática mostram que o torque dos incisivos é alcançado, mas em menor grau quando comparado com o valor previsto, pelo que, para contrariar esta limitação dos alinhadores transparentes no controlo do torque, é necessária uma sobrecorrecção para evitar a perda de torque.

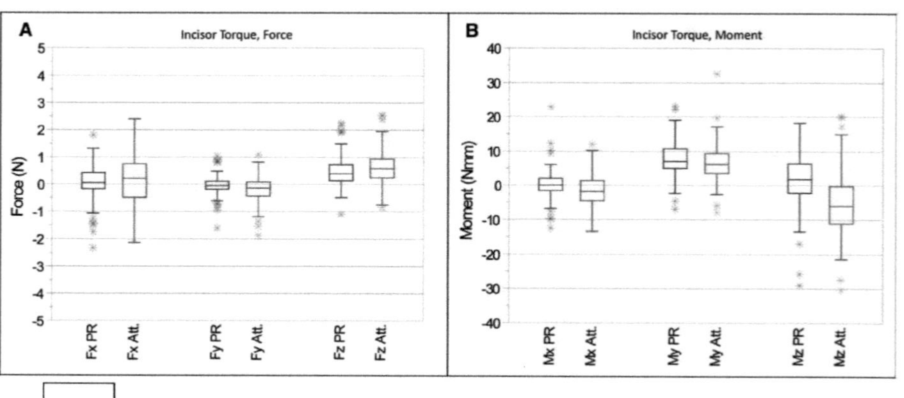

Box plots comparing the results of the initial **A,** forces (Fx, Fy, Fz) and **B,** moments (Mx, My, Mz) between power ridge and attachment measurements for incisor torque. The *boundaries* of the boxes represent 25% and 75% values; the *lines* in the boxes represent the median values. *Vertical bars* of *lines* connected to boxes indicate the lowest datum still within 1.5 interquartile range of the lower quartile and the highest datum still within 1.5 interquartile range of the upper quartile. Outliers are plotted with *stars*.

Fig.2

34

RESUMO E CONCLUSÃO

A revisão sistemática destacou os desafios em conseguir um torque preciso dos incisivos com alinhadores transparentes, relatando uma precisão média que varia entre 41% e resultados mais promissores. As cristas motorizadas e os attachments surgiram como ferramentas cruciais, oferecendo um melhor controlo do torque. Os estudos enfatizaram [7,9] a necessidade de sobre-correção para lidar com as limitações. A comparação de forças e momentos apoiou a importância das cristas motorizadas e dos encaixes na otimização do planeamento do tratamento para uma maior precisão. Em conclusão, os resultados fornecem informações valiosas para os clínicos, enfatizando o papel fundamental das caraterísticas auxiliares na melhoria da eficácia dos alinhadores transparentes no tratamento ortodôntico. A validação e o desenvolvimento desses resultados exigirão pesquisas adicionais.

⤙ Resultados mais importantes do estudo:

- **Precisão do alinhador Clear:**

O estudo revelou níveis de precisão variados dos alinhadores transparentes, variando entre 41% e resultados mais promissores, indicando a necessidade de melhorar a precisão na obtenção de ajustes programados do torque dos incisivos.

· Caraterísticas auxiliares Importância:

As cristas e os attachments de potência emergiram como caraterísticas

auxiliares críticas, demonstrando a sua capacidade para melhorar o

controlo do torque dos incisivos durante o tratamento ortodôntico.

· Requisito de sobre-correção:

O estudo enfatizou a necessidade de sobre-correção para contrariar as

limitações dos alinhadores clea em atingir o controlo de torque

desejado, particularmente na direção labial.

· Expressão do binário diferencial:

Os relatórios indicaram desafios no controlo do torque na direção

labialdireção labial, sugerindo ineficiência na obtenção das posições

dentárias previstas com alinhadores transparentes.

· Papel dos cumes de potência e dos acessórios:

Os estudos do Método dos Elementos Finitos (MEF) e as análises

retrospectivas destacaram os papéis específicos das cristas motoras e

dos attachments na criação de ângulos para o movimento dentário

controlado, enfatizando a sua importância no planeamento do

tratamento

REFERÊNCIAS

1. Cheng Y, Gao J, Fang S, Wang W, Ma Y, Jin Z. Movimento de torque dos dentes anteriores superiores utilizando um alinhador transparente em casos de extração: um estudo de elementos finitos. Progresso em Ortodontia. 2022 Dec;23(1):1-1.

2. Castroflorio, Tommaso & Garino, Francesco & Lazzaro, Alberto & Debernardi, Cesare.(2013). Controlo da raiz do incisivo superior com aparelhos Invisalign. Journal of clinical orthodontics : JCO. 47. 346-51.

3. Castroflorio T, Garino FR, Lazzaro A, Debernardi C. Controlo da raiz do incisivo superior com aparelhos Invisalign. J Clin Orthod. 2013 Jun 1;47(6):346-51.

4. Simon M, Keilig L, Schwarze J, Jung BA, Bourauel C. Resultado do tratamento e eficácia de uma técnica de alinhadores - relativamente ao torque dos incisivos, à desratização dos pré-molares e à distalização dos molares. BMC oral health. 2014 Dec;14:1-7.

5. Tepedino M, Paoloni V, Cozza P, Chimenti C. Movimentação de dentes anteriores utilizando alinhadores transparentes: uma avaliação retrospetiva tridimensional. Progresso em ortodontia. 2018 Dec;19:1-

8.

6. Gaddam R, Freer E, Kerr B, Weir T. Fiabilidade da expressão do torque pelo aparelho Invisalign: Um estudo retrospetivo. Jornal Australasiano de Ortodontia. 2021 maio 1;37(1):3-13.

7. Liu L, Song Q, Zhou J, Kuang Q, Yan X, Zhang X, Shan Y, Li X, Long H, Lai W. Os efeitos do tratamento excessivo do alinhador no controlo de torque e intrusão dos incisivos para retração anterior com alinhadores transparentes: um estudo de elementos finitos. American Journal of Orthodontics and Dentofacial Orthopedics (Jornal Americano de Ortodontia e Ortopedia Facial). 2022 Jul 1;162(1):33-41.

8. Cheng Y, Gao J, Fang S, Wang W, Ma Y, Jin Z. Movimento de torque dos dentes anteriores superiores utilizando um alinhador transparente em casos de extração: um estudo de elementos finitos. Progresso em Ortodontia. 2022 Dec;23(1):1-1.

9. Hong YY, Zhou MQ, Cai CY, Han J, Ning N, Kang T, Chen XP. Eficácia do controlo do torque do incisivo superior com alinhadores transparentes: um estudo retrospetivo utilizando tomografia computorizada de feixe cónico. Clinical Oral Investigations. 2023 Abr 10:1-1.

10. Grünheid T, Loh C, Larson BE. Qual a precisão do Invisalign em casos sem extração? As posições dentárias previstas são alcançadas? The Angle Orthodontist. 2017 Nov 1;87(6):809-15.

11. Krieger E, Seiferth J, Marinello I, Jung BA, Wriedt S, Jacobs C, Wehrbein H. Tratamento Invisalign® na região anterior - os movimentos dentários previstos foram alcançados? . Jornal de Ortopedia Orofacial/Fortschritte der Kieferorthopädie. 2012 Sep 1:1-2.

12. Javidi H, Graham E. Clear aligners for orthodontic treatment? Medicina Dentária Baseada em Evidências. 2015 Dec;16(4):111

13. Nucera R, Dolci C, Bellocchio AM, Costa S, Barbera S, Rustico L, Farronato M, Militi A, Portelli M. Efeitos dos attachments de compósito na terapia ortodôntica com alinhadores transparentes: uma revisão sistemática. Materiais. 2022 Jan 11;15(2):533.

ÍNDICE

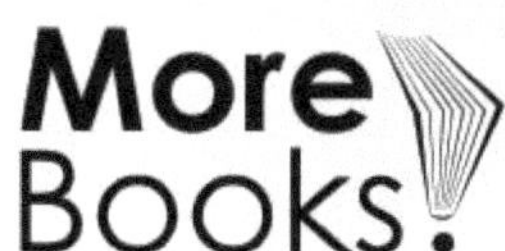

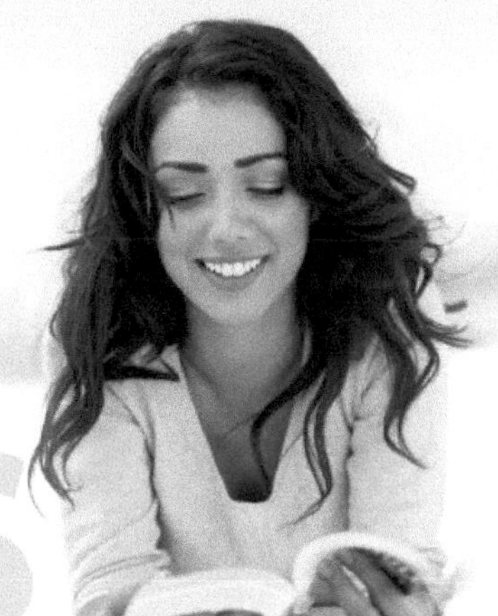

I want morebooks!

Buy your books fast and straightforward online - at one of world's fastest growing online book stores! Environmentally sound due to Print-on-Demand technologies.

Buy your books online at
www.morebooks.shop

Compre os seus livros mais rápido e diretamente na internet, em uma das livrarias on-line com o maior crescimento no mundo! Produção que protege o meio ambiente através das tecnologias de impressão sob demanda.

Compre os seus livros on-line em
www.morebooks.shop

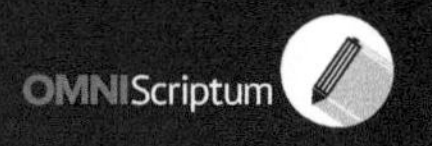